AF403815

malades ou infirmes. En d'autres termes, ce sont des
établissemens d'assurance dans lesquels chaque socié-
taire ou assuré paie, à certaines époques, à la société qui
est l'assureur, des primes qui doivent être calculées de
telle manière que toutes, réunies et placées, autant
qu'il est possible, à intérêt toujours accumulé, pro-
duisent d'après les probabilités toutes les sommes que
la société doit à son tour payer à ceux de ses membres
qui ont droit à ses secours.

L'utilité de ces sociétés ne consiste pas seulement à
secourir leurs membres dans le besoin; elles leur font
encore contracter des habitudes d'ordre, d'économie et
de bonnes mœurs, qui seules pourraient souvent pro-
curer à leurs vieux jours le bonheur et une sorte d'ai-
sance. Aussi, le plus grand bien qu'ait fait la Société Philanthropique de Paris a-t-il été de se créer centre de
toutes ces associations de la capitale, de les encourager
et de les multiplier.

Ces associations, qui sont à Paris au nombre d'environ
200, et comprennent près de 20,000 membres, existent aussi dans beaucoup d'autres endroits de la France,
et en Allemagne, dans les Pays-Bas, en Italie, mais surtout
dans la Grande-Bretagne. On peut porter peut-être le
nombre total de leurs sociétaires en Europe à 2,000,000
ou environ, parmi lesquels on compte peu de femmes.

Le discours qu'on va lire les fera suffisamment connaître sous le rapport sous lequel il nous est permis d'en
parler dans nos *Annales d'Hygiène*.

« MESSIEURS,

« Désigné par mes collègues pour vous présenter le

rapport médico-chirurgical des dispensaires de la Société Philanthropique, j'ai voulu en consacrer la première partie à exposer des faits et des considérations qui, sans cesser d'être du domaine de la médecine, intéressent particulièrement les sociétés de prévoyance ou de secours mutuels.

» C'est donc à vous, Messieurs les membres de ces sociétés, que j'adresse la première partie de mon rapport.

» Elle a pour objet principal un sujet encore tout nouveau, les chances d'être malade ou bien infirme, et tout ce qu'on a d'observations positives sur la fréquence et la durée probables de vos maladies.

» Ce sujet vous importe d'autant plus que, sans sa connaissance, il n'y a point de base pour l'organisation de vos sociétés.

» Si, lorsqu'il semble que toutes devraient prospérer, beaucoup d'entre elles se ruinent, s'anéantissent; ou si du moins elles n'offrent pas long-temps à leurs membres, pour la plupart, tous les avantages qu'ils en retiraient dans le principe; si presque aucune n'atteint complétement, d'une manière durable, le but de leur institution, c'est parce qu'elles n'ont eu, pour se fonder, que des données incertaines, que de faux calculs. Ici comme dans toutes les entreprises qui demandent de l'argent, il ne peut y avoir de réussite si les dépenses doivent s'élever plus haut que les recettes.

» Les causes de la destruction ou de l'insuccès de vos associations de prévoyance doivent donc être attribuées, en définitive, à une disproportion qui existe entre les contributions des membres, d'une part, et d'autre part, les secours que vos réglemens leur accordent.

» Parmi toutes les causes de cette disproportion, celle qui a la plus funeste influence est bien certainement l'admission d'ouvriers d'âges différens à des conditions premières d'entrée pareilles ou trop peu différentes.

» Vous recevez dans la plupart des sociétés de secours mutuels, j'ai presque dit dans toutes, absolument aux mêmes conditions, l'individu qui n'a pas encore 20 ans et celui qui en a 30 ou 35, et même, dans plusieurs, l'individu qui a 40 ans, et quelquefois celui qui est encore plus âgé.

» Rien ne va plus directement contre votre but; car les chances de maladies et d'infirmités, sinon actuelles, du moins prochaines, sont bien loin d'être les mêmes pour tous les âges compris entre 20 et 30 ans, à plus forte raison entre 20 ans et 40, ou même davantage.

» Le seul raisonnement d'ailleurs nous l'enseignerait; car la mort étant précédée d'un état de maladie dont elle est la suite ou l'effet, il est bien vraisemblable que la fréquence et la durée des maladies, dans chaque période de la vie, suivent la marche de la mortalité. Or on sait que dès avant l'âge où l'on est admis dans vos associations de prévoyance, la probabilité de mourir durant un temps donné, comme une année par exemple, devient toujours de plus en plus grande. La progression est d'abord lentement croissante, mais ensuite elle s'accélère.

» Fondé sur cette loi de la mortalité, que rien ne peut intervertir, et aussi sur ce que l'âge où l'on meurt le moins est celui où l'on se porte le mieux, sur ce qu'en général la santé augmente ou diminue avec la vitalité, Richard Price dressa une table des maladies pour les sociétés de l'Angleterre qui sont pareilles aux vôtres; mais on ne tarda pas à s'apercevoir qu'elle conduisait à des erreurs, et qu'il aurait fallu la construire d'après des ob-servations directes.

»C'est aussi, Messieurs, ce qui a été fait, assez ré-cemment encore, à la sollicitation généreuse et patrioti-que d'un Écossais. Cet homme de bien, ce citoyen utile, est M. Oliphant.

»Vivement pénétré des maux qui résultaient, pour les associations d'ouvriers, de la fréquente impossibilité de fournir à toutes leurs dépenses, il en entrevit la cause principale, et il proposa deux prix de 20 guinées à celles de ces associations qui dresseraient les meilleurs tableaux du nombre et de la proportion des maladies dans les dif-férens âges. Une commission fut choisie pour examiner tous les renseignemens (1).

»La commission dont il s'agit a pu prendre connais-sance, pour diverses parties de l'Ecosse, des registres biens tenus de plus de soixante-dix sociétés pendant des périodes de trois années au moins, de dix, de vingt, de quarante et même de cinquante années consécutives ; et, des secours que ces sociétés avaient distribués à leurs membres, elle a déduit la fréquence et la durée moyen-nes des maladies dans chaque âge.

»Son travail offre les résultats de l'expérience, année commune, d'environ 7,500 individus, qui, multipliés

____

(1) Elle fut prise dans le sein de la société connue dans le pays sous le nom de *higland Society of Scotland*. — Voy. *Report on friendly or benefit societies*, etc.; c'est-à-dire Rap-port sur les sociétés amicales, montrant la loi de la fréquence ou de la durée des maladies, déduites des secours que ces sociétés ont dis-tribués à leurs membres dans diverses parties de l'Ecosse, etc. (in-8, 288 pag. Edimbourg, 1824).

par le nombre moyen d'années que ce travail comprend, donnent plus de 100,000 observations ou cas particuliers. C'est à peu près autant que donneraient toutes les sociétés de secours mutuels de la ville de Paris pendant cinq ans.

» Il en résulte que la durée totale moyenne du temps qu'un ouvrier est malade de maladies qui ne proviennent point de débauche pendant les 50 années consécutives qui se trouvent comprises dans l'intervalle de 20 ans à 70, est de tout près de deux années réparties de telle manière, qu'à 20 ans on ne compte guère, durant une année, qu'une demi-semaine, ou mieux quatre jours de maladie ;

» A 30 ans, très-peu plus ;

» A 40 ans, trois quarts de semaine ;

» A 45 ans, 7 jours, ou une semaine ;

» A 50 ans, 9 à 10 jours ;

» A 55 ans, 12 à 13 jours, près de deux semaines ;

» A 60 ans, environ 16 jours, deux semaines un tiers, deux semaines et demie ;

» A 65 ans, 30 à 31 jours, ou un mois ;

» Et à 70 ans, environ 73 à 74 jours, ou près de deux mois et demi.

» Par conséquent, la durée du temps qu'un individu est malade pendant une année, s'accroît, termes moyens :

» Depuis l'âge de 20 ans jusqu'à celui de 30, de fort peu ; c'est environ une demi-journée ;

» D'une journée et demie ou à peu près, depuis 30 ans jusqu'à 40 ;

» Autant depuis 40 ans jusqu'à 45 ;

» De près de 3 journées depuis 45 ans jusqu'à 50 ;

» Autant ou un peu plus depuis 50 ans jusqu'à 55 ;

» De quatre journées ou environ depuis 55 ans jusqu'à 60;

» De deux semaines entières, ou de 14 jours, depuis
60 ans jusqu'à 65;

» Enfin, de six semaines, ou de près d'un mois et demi,
depuis 65 ans jusqu'à 70 ans.

» La commission, aux recherches de laquelle on doit
la connaissance de ces faits, pense qu'au-dessous de l'âge
de 20 ans la durée moyenne annuelle des maladies doit
être estimée 3 jours ou à peu près, et au-dessus de 70 ans,
toujours pour les ouvriers, près de 4 mois ou 16 semaines et demie (16.54/100).

» La même commission a trouvé aussi, pour proportion
des malades, 1 sur :

136.95 au-dessous de 20 ans.

87.89 de 20 à 30 ans.

55.74 de 30 à 40 ans.

50.61 de 40 à 50 ans.

27.65 de 50 à 60 ans.

9.23 de 60 à 70 ans.

3.14 passé l'âge de 70 ans (1).

(1) Selon la même commission, sur 10 semaines de maladie des
personnes qui n'ont pas 70 ans d'âge, il faut en compter 3 pour les
maladies chroniques ou prolongées, et des 7 autres semaines il y
en a deux pendant lesquelles les malades ne peuvent quitter le lit.
Une autre conséquence des mêmes recherches qui coïncide avec les
observations sur la mortalité comparative dans les villes et dans les
campagnes, c'est que l'on est en général moins souvent ou moins
long-temps malade dans les dernières que dans les premières jusqu'à
l'âge de 70 ans, mais que passé cet âge c'est tout le contraire. Les
raisons qu'on en a données pour la mortalité s'appliquent parfaitement
aux maladies.

» La durée annuelle de maladie et la proportion des malades qui viennent d'être indiquées, ne sont que les moyennes d'un certain nombre de classes ou périodes d'âge. Conséquemment, s'il s'agissait d'en faire l'application à une année de la vie en particulier, il faudrait diminuer un peu ou augmenter au contraire la durée moyenne de maladie attribuée à la période, suivant que l'âge précis pour lequel on voudrait établir le calcul se trouverait au commencement ou bien à la fin de cette période.

» En opérant ainsi pour chacune des 50 années qui sont comprises entre 20 ans et 70 ans, en ayant égard à la tendance manifeste qu'a la durée des maladies à s'accroître à mesure qu'on avance en âge, et en rapprochant de la durée des maladies la loi connue de la mortalité, on a obtenu la table suivante, à laquelle j'ai ajouté la dernière colonne, et qui répond à peu près à toutes les questions générales qui intéressent l'organisation des sociétés de secours mutuels en Ecosse, ou, comme on les y nomme, des sociétés d'amis :

Loi de la durée des maladies exprimée en semaines et en fractions de semaine.

AGES.	SEMAINES de maladie pour un individu.	NOMBRE DES MEMBRES VIVANS Pour une Société composée de 1,000 individus admis en commençant leur 21e année.	
		D'après des recherches faites en Angleterre.	D'après la loi de la mortalité en France, par M. Duvillard.
21e année	0.575	1000	1000
22e année	0.576	990	988
23e année	0.578	980	976
24e année	0.581	970	963
25e année	0.585	960	950
26e année	0.590	950	937
27e année	0.596	940	924
28e année	0.603	930	911
29e année	0.611	920	898
30e année	0.621	910	884
31e année	0.631	900	870
32e année	0.641	890	856
33e année	0.652	879	842
34e année	0.663	868	828
35e année	0.675	857	814
36e année	0.688	848	800
37e année	0.702	835	786
38e année	0.718	824	772
39e année	0.737	812	758
40e année	0.758	800	744
41e année	0.784	788	730
42e année	0.814	776	716
43e année	0.852	764	702
44e année	0.902	752	688
45e année	0.962	740	674
46e année	1.032	727	659

Suite de la Loi sur la durée des maladies exprimée en semaines et en fractions de semaine.

| | SEMAINES | NOMBRE DES MEMBRES VIVANS. | |
| AGES. | de maladie pour | Pour une Société composée de 1,000 individus admis en commençant leur 21ᵉ année. | |
	un individu.	D'après des recherches faites en Angleterre.	D'après la loi de la mortalité en France, par M. Duvillard.
47ᵉ année	2.108	714	644
48ᵉ année	2.186	701	629
49ᵉ année	2.272	688	614
50ᵉ année	2.361	675	599
51ᵉ année	2.451	661	583
52ᵉ année	2.541	647	567
53ᵉ année	2.633	633	551
54ᵉ année	2.726	619	535
55ᵉ année	2.821	605	518
56ᵉ année	2.918	590	501
57ᵉ année	3.018	575	484
58ᵉ année	3.122	560	466
59ᵉ année	3.230	544	448
60ᵉ année	3.346	528	430
61ᵉ année	3.500	512	411
62ᵉ année	3.736	496	393
63ᵉ année	4.100	479	374
64ᵉ année	4.700	461	355
65ᵉ année	4.400	443	336
66ᵉ année	5.400	423	316
67ᵉ année	6.600	403	296
68ᵉ année	7.900	381	276
69ᵉ année	9.000	359	256
70ᵉ année	10.701	336	236 (1)

(1) Il faut dire l'usage de ce tableau et la manière de s'en servir :

»Messieurs, ces faits qui sont déduits des journées de secours distribuées aux membres d'associations de prévoyance, ont été fournis par des personnes de vos âges, de votre sexe, comme vous d'une bonne constitution, et vivant comme vous du produit de leur travail journalier. Et, bien que ce soit avec réserve qu'il faille s'en servir pour l'estimation de la durée annuelle de vos maladies (car c'est seulement en Ecosse qu'on les a recueillis), l'application en est facile et bien évidente.

»Il en résulte qu'en admettant aux mêmes conditions à participer aux bienfaits de vos sociétés deux individus d'âges différens, la différence ne fût elle que de cinq années, vous faites avec le jeune un bien meilleur marché qu'avec l'autre.

»Quelques exemples vont le prouver.

la seconde colonne indique trop clairement la durée probable des maladies de chaque âge pour qu'il soit besoin de s'y arrêter; mais ce n'est pas de même pour les deux dernières colonnes qui indiquent la loi de la mortalité, ou la probabilité de vivre et de mourir.

Supposons une société qui paie l'enterrement de ses membres, et qui en admet aujourd'hui un de vingt ans. Pour savoir dans combien de temps cette dépense sera faite probablement, on prend la moitié de 1000, qui est de 500, et l'on cherche cette moitié dans les deux colonnes. On la trouve à peu près vis-à-vis de 61 ans pour l'Angleterre, et de 56 ans pour la France. Par conséquent, c'est, en supposant les deux tables de la mortalité exactes ou applicables, dans environ 40 ans en Angleterre, et 35 ans en France, termes moyens, qu'il faudra faire la dépense de l'enterrement du récipiendaire. S'il était âgé de 40 ans, ce serait dans 22 en Angleterre, et dans 23 en France, car c'est vis-à-vis de 62 ans et de 63 qu'on trouve la moitié de 800 et de 744, qui se lisent vis-à-vis de 40 ans.

Si la société était composée de 100 membres ou de tout autre nombre, au lieu de 1000, cela ne changerait en rien le calcul.

« Supposons une société qui reçoit le même jour et aux mêmes conditions deux nouveaux membres, l'un de 20 ans, l'autre de 30 ans. Le premier contribuera à sa prospérité par des avances d'argent pendant dix années de plus, et le second sera à sa charge dix années plus tôt.

« Un calcul bien simple va l'établir.

« Supposons la mise de réception de 20 fr., la contribution exigée chaque mois de 2 fr., et la journée de maladie de 2 fr. également. Avant d'arriver à l'âge de 30 ans, le membre reçu à 20 ans aura payé à la société, déduction faite de 82 fr. 50 c., pour quarante-une journées et un quart de maladie, que nous admettons d'après les recherches qui ont été faites en Ecosse, une somme de 177 fr. 50 c., à quoi il faut ajouter les amendes et les intérêts cumulés chaque année de l'argent dont la caisse commune aura pu profiter sur lui.

« Supposons encore qu'une de vos sociétés de secours mutuels s'associe un homme de 20 ans et un autre de 40 ans, que la contribution exigée chaque mois soit également de 2 fr., mais la mise de réception de 20 fr. pour le premier, et de 50 fr. pour le second (tous les jours cette nouvelle supposition est réalisée comme la première). Lorsque le jeune récipiendaire aura 40 ans, il aura fourni à la société 500 fr., et cela sans comprendre les intérêts de son argent, ni les amendes dont il aura été passible. Eh bien, on trouve, à l'aide des recherches précitées, en ne tenant aucun compte des derniers avantages pour la société, que celle-ci lui aura fait des remises pendant les 20 années pour 3 mois ou 13 semaines de maladie, ce qui fait, à 40 sous la journée, 182 fr. qui, retranchés de 500 fr., laissent à la société un bénéfice réel de 318 fr., que le récipien-

daire de 40 ans devrait donner comme première mise
pour que par suite il ne fût pas plus à charge à la société
que l'autre.

» Afin de rendre les choses égales, le récipiendaire de
30 ans devrait donc commencer par remettre une somme
de 177 fr. 50 c., et celui de 40 ans une somme de 318 fr.
Et si maintenant nous ajoutons les bénéfices faits pendant 10 ou 20 années pour l'intérêt toujours cumulé de
l'argent placé et des amendes encourues, vous voyez
qu'en portant à 20 fr. la première mise du récipiendaire
de 20 ans, à 177 fr. 50 c. celle du récipiendaire de 30
ans, et à 318 fr. celle du récipiendaire de 40 ans, les
deux derniers sont encore évidemment favorisés.

» Si la mise de réception restant la même, la cotisation
mensuelle était fixée à 4 fr. et la journée de maladie à
4 fr. (il y a de vos sociétés où c'est ainsi), ce sont 355 fr.
et 636 fr. que les récipiendaires de 30 et 40 ans, devraient donner tout de suite pour condition d'admission,
au lieu de 20 fr. ou de 50 fr.

» Par conséquent vos sociétés, organisées comme elles
le sont, admettent au partage égal des avantages qu'elles
procurent, dans les exemples que je viens de citer, les récipiendaires de 30 ans et de 40 ans à 177 fr. 50 c., 318 fr.,
355 et 636 au moins, à meilleur marché que les récipiendaires de 20 ans. C'est tout comme si elles vendaient
à celui-ci ce qu'elles donnent aux deux autres.

» Je viens de supposer que toutes les journées de maladie se paient intégralement; mais dans la pratique ce
n'est pas ainsi. En effet, l'indemnité représentative du
travail accordée par vos sociétés à un de leurs membres
malades ne se paie entière qu'autant que dans le même
exercice ou dans la même année, cet homme ne compte

pas plus de 90 jours de maladie ; l'indemnité dont il s'a-
git est *communément réduite à la moitié* pour les journées
qui dépassent 90, et *au quart* pour celles qui dépassent
180.

« J'ai donc porté beaucoup trop haut, à cause de cela,
pour les récipiendaires de 30 et 40 ans, la retenue des
journées probables de maladie sur leur première mise,
et par conséquent j'ai laissé cette première mise, tout
énorme que je la veux, beaucoup au-dessous encore de
ce qu'elle devrait être.

« Si, par exemple, ayant égard aux journées de maladie qui, pour le même homme, peuvent dépasser le
nombre de 90 dans la même année, nous admettons,
dans les cas cités, pour moyenne générale de l'indemnité due par jour, 30 sous au lieu de 40, et 3 fr. au lieu
de 4, ce n'est plus 177 fr. 50 c. ou 355 fr. qu'il faut
exiger du récipiendaire de 30 ans, mais 198 fr. ou 396 ;
et, pour le récipiendaire de 40 ans, au lieu de 318 ou
636 fr., c'est 363 fr. 50 c. ou 927 fr.

« Je sais bien que votre générosité naturelle et le sen-
timent qui attache le camarade à son camarade, ne vous
permettent pas de vous en apercevoir, ou ne vous laissent
apercevoir qu'une partie de la différence ; c'est juste-
ment pour cela que j'ai dû vous la montrer tout entière.

« Sans doute, les contributions de vos jeunes membres
doivent couvrir le déficit qui serait occasioné par les
vieux ; puisque plus tard, quand ils seront vieux eux-
mêmes, des jeunes paieront pour eux ; mais c'est seulement sous la condition de contribuer tous également,
du moins d'après les chances probables, à la prospérité
de vos sociétés.

« Il faut donc, quand vous y admettez deux membres

d'âges différens, où élever la première cotisation de celui qui est le plus âgé à une somme beaucoup plus considérable que celle qu'il vous donne, ou exiger de lui une plus forte contribution mensuelle que celle des membres admis plus jeunes (1), ou bien encore changer le rapport qui

---

(1) Si l'on s'arrêtait à ce dernier parti, il faudrait, pour fixer la contribution mensuelle d'un récipiendaire d'âge quelconque, additionner ensemble les durées probables de maladie de toutes les années qui lui manquent pour accomplir 60, 65 ou 70 ans, suivant l'âge où l'on cesse de contribuer aux frais de la société. En divisant ensuite le produit de l'addition par le nombre d'années dont il s'agit, le quotient serait l'année moyenne des maladies qui attendent le récipiendaire. En opérant ainsi on trouverait, d'après la table d'Écosse rapportée plus haut, pour année moyenne des maladies :

1° Si l'âge où l'on cesse d'être membre de la société est 60 ans.

    7.33 jours pour le récipiendaire de 21 ans.
    8.38   31
    10.17   41
    13.16   51

2° Si l'âge où l'on cesse d'être membre de la société est 70 ans.

    13.75 jours pour le récipiendaire de 21 ans.
    16.15   31
    19.93   41
    26.30   51
    33.44   61

Dans un rapport fait en 1817 à la chambre des communes de l'Angleterre, on présenta comme pouvant servir de modèle aux sociétés d'amis ou de secours mutuels, un tableau dans lequel la cotisation hebdomadaire va toujours en augmentant pour les membres de ces sociétés à mesure qu'ils deviennent plus âgés, n'importe le temps depuis lequel ils en font partie. Mais il ne faut pas perdre de vue que des ouvriers qui doivent tous leurs gains à leurs bras gagnent d'autant moins qu'ils sont plus âgés. Il vaudrait donc mieux fixer de suite assez haut la cotisation mensuelle pour ne l'augmenter jamais, ou exiger de tout récipiendaire pour première mise une somme calculée d'après son âge, de manière à indemniser la société des profits qu'elle aurait dû faire sur lui depuis l'âge de 20 ans.

existe entre la contribution mensuelle d'une part, et d'autre part la journée de maladie. On conçoit qu'en diminuant celle-ci, celle-là restant la même, il y aurait moins de chances de ruine pour vos sociétés. Mais tout en réduisant le secours quotidien pour maladie à 32 ou 36 sous au lieu de 40 (ce secours est ordinairement égal à la contribution mensuelle), l'inégalité sur laquelle je viens d'appeler votre attention n'en aurait pas moins lieu entre deux membres reçus à des âges différens, et vos associations seraient encore les seules, parmi celles qui sont fondées sur des mises de fonds, qui ne donneraient jamais droit à des profits proportionnels à la mise.

» Dans tous les cas, le secours accordé pour la journée de maladie ne doit point excéder le salaire de la journée de travail. Il ne faut pas que l'on puisse avoir intérêt à se dire malade quand on ne l'est point.

» Le même principe ne permet pas de souffrir parmi vous ceux qui appartiennent à la fois à deux ou trois sociétés. On peut simuler certaines indispositions, ou leur continuité quand elles sont passées; et il y a des hommes plus clairvoyans, plus rusés que les autres, qui ont compris qu'en se faisant affilier à plusieurs sociétés ils reçoivent par journée de maladie 4 fr. ou 6 fr., lorsqu'ils ne peuvent gagner que 50 sous ou 3 fr. par journée de travail (1). Je connais un de ces frelons de vos associations, à l'une desquelles il appartenait depuis long-temps, et que sa perspicacité a fait recevoir de deux autres à l'âge de 41 et de 44 ans, c'est-à-dire à la veille des maladies fréquentes.

____

(1) Il faut pourtant reconnaître qu'un homme qui est de plusieurs sociétés est par cela même plus surveillé qu'un autre, et que, par conséquent, il lui est moins facile de simuler une maladie.

» Je viens de considérer vos associations d'assistance réciproque, tout comme si les secours qu'elles distribuent consistaient uniquement en une indemnité représentative de la journée de travail durant la maladie. Ce but est bien le principal de leur institution, mais il n'est pas le seul. Les règlemens de la plupart ou de beaucoup d'entre elles promettent en outre à chacun de leurs membres :

» 1° Une rente viagère quand il atteint la vieillesse ;

» 2° Et, à sa mort, une somme pour frais d'enterrement.

» Ces dernières charges augmentent encore l'énorme différence que nous avons vu résulter de l'admission aux mêmes conditions ou à des conditions trop peu différentes de deux membres dont les âges ne sont pas semblables ; car elles ont lieu, par exemple, la première 20 années et la seconde 12 ou 15 années plus tôt pour le récipiendaire de 40 ans que pour celui de 20 ans. Je passe sur ces causes de la décadence et de la dissolution de vos sociétés ; la médecine n'a presque rien à y voir. Mais il n'en est pas de même des causes suivantes :

» Plusieurs de vos associations, fondées par un certain nombre de personnes, ne pensent point, dans les premiers temps de leur existence, à s'adjoindre de nouveaux membres. Le résultat, après un certain nombre d'années, est que les fondateurs vieillissant ensemble et étant plus souvent malades qu'ils n'étaient dans le principe, la société d'abord prospère, le devient de moins en moins. On avait calculé sur des recettes et des dépenses toujours à peu près égales ; mais les premières diminuent et les secondes augmentent ; on croyait dans les premiers temps le succès bien assuré, mais à la fin on trouve la ruine. Pour prévenir cet inconvénient, il faudrait que les admissions se fissent d'une manière pour ainsi dire *continue*, et dans les sociétés qui datent depuis un certain nombre d'années, proportionnellement aux extinctions ou à la loi qu'elles doivent suivre. Cette seule précaution préviendrait la ruine de beaucoup de sociétés.

» Ainsi, de même que la loi des maladies par âges doit être consultée pour fixer la cotisation mensuelle et la mise d'entrée, de même aussi la loi des extinctions ou de la mortalité doit l'être quand il s'agit de la proportion suivant laquelle de nouveaux membres doivent être reçus chaque année.

» D'une autre part, il n'y a qu'un petit nombre de vos sociétés qui se composent de plus de 180 à 200 membres, et beaucoup n'en comptent pas 100, ni 70, ni 60, ni même 50. Il s'ensuit que votre sort dépend du hasard : quelques malades de plus ou de moins le changent tout-à-fait. Il faudrait donc que *peu à peu* vos sociétés devinssent presque toutes plus nombreuses qu'elles ne le sont. Il est sans doute difficile de fixer le nombre des membres au-dessous duquel elles ne devraient pas exister ; mais, en 1827, un comité de la chambre des communes de l'Angleterre a émis l'opinion qu'il serait imprudent d'en établir de semblables aux vôtres dans la Grande-Bretagne, si elles ne se composaient de 200 membres au moins (1).

» Le comité dont il s'agit a aussi exprimé l'opinion que l'âge où les membres des associations de secours mutuels ne doivent plus concourir à leurs dépenses, mais commencer à en recevoir une rente viagère, soit fixé à 70 ans, passé lesquels on deviendrait trop à charge à ces associa-

____

(1) Voyez the *Courier*, 26 octobre 1827. — *Report from the select committee on the Laws respecting friendly societies.*

tions si l'on avait droit aux journées de maladies. Un rapport précédent avait fixé cet âge à 65 ans. Dans l'état actuel des choses, il faudrait absolument suivre les conseils que la Société Philanthropique vous a souvent donnés, c'est-à-dire établir la rente ou pension des vieillards et infirmes sur un fonds de réserve uniquement créé pour cette destination, ou bien, comme font plusieurs de vos sociétés, partager chaque année, entre vos pensionnaires, quel qu'en soit le nombre, la rente du capital que vous avez placé, sans y rien ajouter.

Mais il y a encore d'autres causes d'insuccès qui sont spécialement éclairées par la médecine, et que, comme telles, je dois, médecin des dispensaires de la Société Philanthropique, vous faire connaître, parce qu'il vous sera aisé d'y remédier dans l'avenir.

Je veux parler de la composition, pour plusieurs sociétés, d'individus qui, à part l'âge, ont des chances très-différentes de santé, soit par la différence des salaires qui en entraînent nécessairement dans la nourriture, le logement et le vêtement, soit par l'espèce ou la nature du travail, par les lieux où il se fait, par l'attitude qu'il exige, par les vapeurs, les émanations, les poussières que l'on respire, etc.

Quoique les documens que l'on possède sur ce sujet particulier, manquent presque tous de la précision et de l'exactitude nécessaires, quoiqu'il y ait encore beaucoup d'obscurité et de contradiction relativement à la véritable influence que les professions ont sur la santé de ceux qui les exercent, il n'y a pas de doute néanmoins que la moyenne durée des maladies de chaque âge fournie par toutes les professions ensemble ne saurait s'appliquer aux professions les plus opposées, que cette moyenne durée serait trop longue pour les unes, trop courte pour les autres, et conséquemment que vous ne devez admettre, dans chacune de vos sociétés, que des individus du même métier ou de métiers analogues sous le rapport qui nous occupe.

» Citons des exemples.

» On a partout remarqué que les étameurs de glaces, les doreurs de meubles, les plombiers, les ouvriers employés dans les manufactures de céruse, étaient fréquemment malades et dans la nécessité d'interrompre plus ou moins long-temps l'exercice de leur métier, sans que pour cela ils fussent, d'une manière bien sensible, plus que les autres exposés à mourir. Les sociétés de prévoyance, composées d'autres professions et qui admettent de ces ouvriers parmi leurs membres, compromettent donc leur prospérité. Cela est si vrai, qu'instruite par ses régistres, une société nombreuse établie dans la ville de Londres, a cessé de recevoir les ouvriers dont je parle, et même les peintres en voitures et en bâtimens (1).

» Quant à la différence des salaires ou des conditions de logement, d'habillement, et surtout de nourriture qui en est la suite, elle n'a pas un effet moins marqué sur la fréquence ou la durée des maladies.

» Ainsi, en ramenant par le calcul les observations à une seule année, une association de tisserands, composée de 1115 membres, a compté 23,800 journées de maladies; tandis qu'une société d'ouvriers bijoutiers, dont la journée de travail se paie bien plus que celle des tisse-

____

(1) Voy. dans l'*Edinburg new philosophical Journal*, dirigé par le professeur Jameson, cahier d'avril à octobre 1822, pag. 122 et suiv., et 226 et suiv., la déposition de M. George Glenby.

rands, composée de 2,747 individus, n'a eu que 17,675 journées de maladies ; en sorte que les maladies des premiers ont été à celles des seconds, eu égard à leur fréquence ou à leur durée, dans le rapport de 21.35/100 à 6.43/100, c'est-à-dire que les tisserands ont essuyé, l'un dans l'autre, plus de trois fois autant de maladies que les ouvriers bijoutiers (1).

Au reste, des observations faites en grand conduisent encore à la même induction, et j'ai recueilli bien d'autres faits qui montrent également que chez les ouvriers la fréquence des maladies est d'ordinaire en raison inverse du prix des journées, plus encore qu'en raison directe de l'insalubrité (2).

____

(1) *Voyez le Rapport sur les sociétés d'Ecosse*, pag. 264. J'aurais pu d'ailleurs comparer la société d'ouvriers bijoutiers à d'autres de tisserands ou cordonniers qui ont donné, termes communs annuels, 23.20/100 journées de maladie (*the Hamilton journeymen shoemaker's Society*), ou même davantage (*ibid.*, p. 266).

(2) Dans un mémoire publié dans la Grande-Bretagne et relatif à l'influence que les manufactures de coton exercent sur la santé, on lit que les ouvriers de ces manufactures en Angleterre ont près de trois fois autant de maladies que les autres ; et l'auteur, M. Jackson, s'appuie, pour émettre cette assertion, sur ce que les ouvriers de dix grandes fabriques, qui sont membres de sociétés d'amis ou de prévoyance, en ont reçu en secours, l'un dans l'autre, durant une année, 11 schellings 6 deniers, tandis que la part de chacun des autres artisans ne fut que de 4 schellings (voy. *Considérations sur l'influence des filatures de coton et des tissages sur la santé des ouvriers*, par M. Genspach. Thèse soutenue à la faculté de médecine de Paris le 3 décembre 1827). Ajoutons qu'il a été constaté dans notre département du Haut-Rhin, où l'on rencontre de tous côtés des filatures de coton, des tissages et d'autres manufactures, que les fileurs, qui gagnent de meilleurs salaires que les tisserands, et qui travaillent dans des ateliers plus salubres, sont bien moins souvent malades que ces derniers (*ibid.*). Je pourrais même citer des procé-

» En voilà assez, je crois, pour faire voir que toutes choses étant égales du côté du travail, le salaire qu'il procure est un des élémens principaux de la rareté ou de la fréquence, de la courte ou de la longue durée des maladies, suivant qu'il est fort ou faible; et que vous devez, toutes les fois qu'il s'agit d'admettre dans une de vos sociétés des individus étrangers à la profession qui s'y trouve dominante, prendre les salaires en très-grande considération.

» Je pourrais encore prouver aux sociétés de secours mutuels qui font les frais de l'enterrement de leurs membres, que certains ouvriers meurent, lorsqu'ils sont une fois malades, dans une proportion beaucoup plus forte que ceux de la plupart des métiers, et d'autres dans une proportion sensiblement plus faible (1). Mais les limites

---

sions semblables dans lesquelles une différence de salaire en apporte dans la proportion des malades, tout comme dans la mortalité.

Encore un exemple; ce sera le dernier.

Tout le monde sait que les soldats des régimens de ligne reçoivent une solde moindre que ceux des régimens d'élite, et les soldats d'infanterie une solde moindre que ceux de cavalerie, mais que la différence est de peu de chose. Eh bien, les renseignemens de deux années entières, 1823 et 1824, établissent que pour toutes les troupes en garnison dans l'Angleterre, la moyenne proportion des malades a été :

Pour toute l'infanterie de ligne, de 1 sur 30.08.
Pour toute l'infanterie de la garde, de 1 sur 23.43.
Et pour toute la cavalerie, de 1 sur 24.87.

(1) Ainsi il résulte d'un tableau dressé dans les bureaux de l'administration des hôpitaux de Paris, tableau qui est dû à M. Masson, ancien secrétaire du bureau central d'admissions, qu'en 1807, seule année pour laquelle on ait fait un pareil travail, sur 1,617 couturières reçues dans les hôpitaux de cette ville, on a compté 190 décès, c'est-à-dire 1 sur 8.51/100 malades; que sur 807 cordonniers il y en

du temps accordé à cette lecture ne me permettent pas de plus grands détails.

Pressé de terminer, je rappelerai, relativement aux résultats des sociétés d'Écosse, dont je vous ai entretenus, qu'on ne saurait les faire servir à l'estimation de la durée de vos maladies qu'avec beaucoup de réserve et de discernement; car c'est seulement en Écosse qu'ils ont été observés, et dans d'autres parties de la Grande-Bretagne elle-même on prétend qu'on n'en obtient pas d'aussi favorables (1). Toutefois les tendances qu'ils indiquent sont trop générales et trop bien marquées pour n'être pas des lois de la nature.

---

a eu 108, ou 1 sur 7.47/100; et que sur 1,277 allumeurs, marchands d'allumettes dans les rues, cardeurs, coupeuses de poils, décrotteurs, écrivains en échoppe, gagne-deniers, ouvriers éventaillistes, mendians, portiers, savetiers, tricoteuses, 309 sont morts, c'est-à-dire 1 sur 4.13/100 malades.

D'un autre côté, sur 1,239 ouvriers bijoutiers, charcutiers, chandeliers, charpentiers, charrons, corroyeurs, couteliers, ébénistes, femmes de chambre, garçons d'attelage, lapidaires, mariniers, valets et vidangeurs, qui sont les moins pauvres des ouvriers, ceux qui patissent le moins, le nombre des décès a été de 117, c'est-à-dire 1 sur 10.55/100, et sur 2,159 militaires de la garde de Paris traités dans les mêmes hôpitaux civils, 100 seulement sont morts, 1 sur 21.59/100. (Voy. *Mémoire sur la mortalité en France dans la classe aisée et dans la classe indigente*, 1er vol. des Mémoires de l'académie royale de médecine.)

(1) Voyez principalement l'*Edinburg new philosophical Journal* précité.

Il ne faut pas oublier d'ailleurs que la loi de la durée des maladies, telle qu'on l'a déduite des observations d'Écosse, repose entièrement sur les secours distribués par les sociétés d'assistance réciproque de ce pays à leurs membres, et que dans presque toutes, comme chez nous, on n'accorde point de secours en argent pour les maladies qui n'excèdent pas trois, quatre ou cinq jours.

» Mais pour savoir exactement à quoi s'en tenir pour vos sociétés sur les choses dont je viens de vous entretenir, il faudrait des recherches, et c'est dans vos registres tenus avec beaucoup de soin qu'on devrait les faire. Leurs résultats mettraient à même d'établir vos sociétés sur les bases les plus larges et les plus solides. Ils deviendraient, on n'en peut douter, les causes d'une foule de précautions ou de perfectionnemens dans les procédés des arts, et ils finiraient par faire assurer un prix assez élevé aux journées des artisans dont le métier abrège la vie, ou use tellement la santé, qu'ils cessent, jeunes encore, de pouvoir travailler.

» C'est à vous, messieurs les membres des sociétés de secours mutuels, de hâter ce jour d'une rigoureuse justice. Vous êtes, dans l'économie de la société générale, des ressorts beaucoup plus importans que d'autres; si jusqu'ici tout le monde ne s'en est point aperçu, c'est en partie parce que vos utiles associations n'atteignent qu'incomplétement leur but, et elles n'atteignent incomplétement leur but que par l'ignorance où l'on est de ce qui les concerne.

» Faites donc cesser cette ignorance; facilitez, par la bonne tenue de vos registres, dont la Société Philanthropique vous donnera les modèles, des recherches qui ne pourront que fournir de meilleures bases à vos associations, prévenir leur ruine, accroître les bienfaits, les avantages que vous leur devez, et fixer, s'il est possible, l'attention générale sur elles.

» De cette manière vous vous élèverez dans l'opinion de tous au rang qui vous appartient, vous seconderez l'élan de l'industrie, vous la mettrez encore plus en honneur, et vous servirez votre intérêt particulier en servant la chose publique.

»Un homme de bien, feu M. Mourgue, membre du conseil-général des hospices de Paris, avait conçu, en 1808, sous la dénomination de *Caisse de Prévoyance et de Secours*, l'établissement, pour cette capitale, d'une grande association, dont le but eût été, comme celui des vôtres, de donner aux ouvriers les moyens de se créer dans la force de l'âge et dans la santé des ressources pour la maladie et pour l'avenir. Mais cette grande société d'assistance réciproque, que devait diriger l'administration gratuite et paternelle des hôpitaux, n'a pas eu lieu, et l'on doit beaucoup le regretter, car elle eût porté en elle des germes de prospérité que ne sauraient avoir des associations particulières. Il faut donc faire des vœux, aujourd'hui qu'un pareil établissement pourrait être fondé sur des données plus exactes, plus certaines, plus sûres, en un mot sur des bases plus solides, pour que la même administration, ou bien, à son défaut, toute autre qui offrirait s'il est possible la même garantie, qui inspirerait la même sécurité, s'en occupe de nouveau.

»Mais comme le plus grand attrait pour vous de vos sociétés, c'est que vous y faites vous-mêmes vos propres affaires, il faudrait, pour réunir dans une société générale la plupart de ceux qui auraient intérêt à en faire partie, que l'administration dont il s'agit, tout en se rattachant celles de vos associations particulières qui offrent le moins de chances de ruine, les conservât telles qu'elles existent actuellement, comme autant de familles distinctes, et y bornât presque son action à régler pour l'avenir, dans l'intérêt commun, les conditions d'admission de chaque nouveau membre.

« Messieurs, une dernière réflexion : si le nom des sociétés de secours mutuels n'a pas encore été entendu une seule fois dans nos chambres législatives, tandis qu'en Angleterre la chambre des communes s'est souvent occupée de leur sort ; si en France les membres de toutes celles qui existent ne s'élèvent pas, *peut-être*, du nombre de 100,000, tandis que dans la Grande-Bretagne (1), qui n'a pas la moitié de notre population, ils sont, assure-t-on, au nombre d'au moins un million et demi (2), c'est que chez nos voisins d'outre-mer la raison publique, plus vieille, plus forte, mieux éclairée que chez nous sur ce point, a compris toute l'utilité des sociétés de prévoyance, qu'on y appelle des *Sociétés d'Amis* (3). On y a même constaté, par des enquêtes solennelles, qu'elles avaient contribué d'une manière notable, dans plusieurs endroits, à l'amélioration de la condition des habitans, et qu'ainsi leur prospérité est un puissant élément de la prospérité nationale (4). »

---

(1) L'Écosse et l'Angleterre y compris le pays de Galles.

(2) Si l'on en croit une estimation qui se lit dans la *Revue d'Édimbourg*, cahier de janvier 1820, il y en aurait 1,616,000. Dans un compte rendu sur ce sujet au parlement, en 1815, la totalité des membres des sociétés des amis était évaluée à 925,459, c'est-à-dire à près d'un million, ou bien au 13ᵉ ou environ de la population. Voy. l'*Edinburg new philosophical Journal*, dirigé par le professeur Jameson, vol. d'avril à octobre 1817, pag. 141 et suiv., et 376 et suiv.)

(3) *Friendly societies.*

(4) Voy. *Rapports présentés en 1817 et 1818 à la chambre des communes d'Angleterre, par le comité chargé de l'examen des lois relatives aux pauvres; traduits de l'anglais, Paris, 1818.*

9 782013 610209